COMO FAZER TRATAMENTOS NATURAIS PARA A PSORÍASE

ALIVIAR A DOR DA SUA PELE, DAS SUAS UNHAS, DA SUA CABEÇA, DAS SUAS AXILAS E DE TODO O SEU CORPO DE TODOS OS TIPOS DE PSORÍASE

Jessy M. Brown

Primeira Edição

Tabela de Conteúdos

Introdução: Psoríase

A psoríase é uma doença que afecta muitos milhões de pessoas em todo o mundo, e vários países desenvolvidos registam taxas de incidência que são extraordinariamente semelhantes.

Por exemplo, nos EUA, a taxa relatada de psoríase grave varia de 2% a 3% da população, enquanto na Austrália a doença também afecta cerca de 2% da população.

Além disso, alguns sugerem que até 20% da população dos EUA pode ter alguma forma de psoríase, de muito leve a grave, e que talvez até 4,5 milhões de pessoas possam ter psoríase grave.

Além disso, tem sido relatado que 150.000 novos casos de psoríase são notificados todos os anos apenas nos EUA, por isso, se se assumir que a psoríase é tão prevalente noutros países como nos EUA, ela representa claramente um problema significativo à escala global.

Para quem sofre de psoríase, existe um paradoxo de "boas e más notícias" com as quais a maioria destas pessoas já aprendeu a viver.

A boa notícia é que, por um lado, a psoríase não é uma condição de risco de vida (embora tenha sido sugerido que a condição aumenta o risco de ataque cardíaco). No entanto, o facto de a psoríase poder trazer muita miséria tanto aos doentes como às suas famílias não é uma condição que possa ser ignorada.

Além disso, como pode tornar-se muito mais desagradável e dolorosa, a psoríase é uma doença que os doentes têm de tratar.

Tal como acontece com qualquer condição médica ou doença, existem muitas maneiras diferentes de tratar a psoríase. Alguns são dependentes de drogas, enquanto outros são completamente naturais. E naturalmente, segue-se quase sempre que tratar qualquer condição médica naturalmente é a melhor maneira de fazer coisas se tais tratamentos forem apropriados e eficazes.

O objectivo deste livro é examinar o que é a psoríase e o que a provoca em mais detalhe, antes de examinar as diferentes formas de tratar a condição.

Armado com esta informação, você deve ser capaz de considerar e decidir se o uso de drogas farmacêuticas é uma boa idéia para tratar sua própria condição de psoríase ou se usar métodos 100% naturais de tratamento de sua condição é uma idéia melhor.

➢ *O que é a psoríase?*

A psoríase é uma doença inflamatória da pele que não é contagiosa.

Existem cinco tipos diferentes de psoríase, a mais comum das quais é a psoríase em placas, que é uma forma que afecta aproximadamente 80% dos doentes com psoríase. Esta forma particular de psoríase (também conhecida como "psoríase vulgar", que significa "comum") aparece frequentemente como manchas vermelhas elevadas da pele que são frequentemente cobertas por uma escala branco-prateada.

Estas manchas de pele, também conhecidas como placas (daí o nome da condição) ou lesões, são mais comumente encontradas nos cotovelos e joelhos, couro cabeludo, ou às vezes na parte inferior das costas da pessoa que as tem.

Dito isto, eles não estão limitados a essas áreas específicas do corpo e podem aparecer em qualquer lugar na cabeça, tronco ou extremidades.

Os outros tipos menos comuns de psoríase são:

- Gutta psoríase que é caracterizada por pequenas manchas vermelhas na pele. Esta forma particular de psoríase desenvolve-se mais frequentemente em crianças ou adolescentes que têm um historial de infecções por estreptococos;

- **Psoríase eritrodérmica** em que o doente sofre de vermelhidão generalizada, comichão intensa e muitas vezes dor. Este é o tipo menos comum de psoríase sofrida por entre 1% e 2% das pessoas que têm psoríase, o que é uma sorte, uma vez que este tipo particular de psoríase pode, nos casos mais extremos, ser fatal. Isto porque, nos casos mais graves, grandes secções da pele são eliminadas, o que significa que existem áreas de carne exposta e desprotegida que podem ser propensas a infecções (muitas vezes comparadas com aquelas com queimaduras muito graves);

- **A psoríase inversa** ocorre quando é provável que o doente encontre pequenas lesões vermelhas e suaves que se formam nas dobras cutâneas do corpo, onde as condições quentes e húmidas (como nas axilas, área genital, etc.) favorecem a formação de placas de contacto suaves e não escamosas, mas que, apesar disso, prejudicam quando tocadas; e

- *A psoríase pustulosa* caracteriza-se pela presença de manchas vermelhas no centro das quais é provável que estejam presentes pústulas brancas. Este tipo de psoríase ocorre em menos de 5% das pessoas com psoríase e é normalmente visto apenas em adultos.

Independentemente do tipo específico de psoríase que um indivíduo sofre, normalmente causa pelo menos um grau de desconforto que, em alguns casos, pode variar de dor leve a grave. Para quem sofre de psoríase, é um facto da sua vida que a sua pele faz comichão quase sempre, e que muitas vezes também pode rachar e sangrar.

Nos casos mais graves, a dor sofrida por uma pessoa que sofre de psoríase pode ser suficientemente significativa para a impedir de realizar as tarefas diárias, ao mesmo tempo que torna o sono estabelecido extremamente difícil.

Em termos médicos, o tratamento que os profissionais médicos e outros médicos recomendariam para a psoríase dependerá em grande parte da gravidade da condição sofrida pela pessoa que procura aconselhamento.

Alguns dermatologistas classificariam a psoríase em três categorias diferentes, sendo ligeira, moderada e grave com a definição de cada uma destas categorias dependendo da percentagem do corpo do doente que está coberta com lesões psoriásicas.

Por estes padrões, qualquer pessoa que tenha lesões que cubram entre 5% e 10% do seu corpo cairia na categoria "ligeiro", entre 10% e 20% seriam moderados, e qualquer pessoa que tenha mais de 20% do seu corpo coberto por lesões psoriásicas cairia na categoria "grave".

Já foi sugerido que até 20% da população dos EUA (e por extensão do resto do mundo ocidental) pode sofrer de psoríase, e que a grande maioria se enquadra na categoria de leve ou mesmo muito leve. Para muitas destas pessoas, a sua condição não é mais do que um ligeiro desconforto com lesões cutâneas moderadas e comichão ligeira, muitas vezes temporariamente.

No outro extremo da escala, existem alguns infelizes cuja condição é tão grave que desenvolvem lesões em todo o corpo e têm de ser hospitalizados para que a condição seja tratada. Para estas pessoas, é provável que a sua psoríase seja extremamente dolorosa e também pode ser desfigurante e até potencialmente incapacitante.

E, infelizmente, porque a psoríase é uma doença crónica, o que significa que é uma doença para toda a vida, não pode haver um alívio total para quem sofre dela. A psoríase é uma doença que aparentemente pode desaparecer e reaparecer (muitas vezes com uma vingança) muitas vezes ao longo da vida, e como não existe uma cura reconhecida para a doença, é um facto que todos os que sofrem de psoríase têm de se habituar e viver com ela.

Causas da psoríase

Tal como no caso de um número surpreendente de condições médicas, as causas exactas da psoríase ainda não foram estabelecidas sem qualquer dúvida. Mas, enquanto a visão tradicional da psoríase era que ela é uma condição da epiderme, a camada mais alta da pele, a pesquisa nos últimos anos começou a indicar o contrário.

Esta investigação indicou que, longe de ser uma condição relacionada apenas com a epiderme, as causas da psoríase são muito mais profundas. Na verdade, esta pesquisa indica que a psoríase é uma doença causada pelo mau funcionamento do sistema imunológico do paciente quando certas células imunes são ativadas e depois se tornam hiperativas.

Em qualquer indivíduo que tenha um

sistema imunitário que funcione perfeitamente, os glóbulos brancos ou as células T produzem anticorpos que são concebidos para repelir bactérias e vírus. No entanto, acredita-se agora que, no caso de uma pessoa com psoríase, estas células começam a combater uma infecção imaginária ou tentam curar uma ferida que não existe, criando um excesso de novas células cutâneas para repelir o invasor imaginário ou para reparar danos inexistentes.

Isto, por sua vez, leva ao aparecimento de placas ou lesões cutâneas que são endémicas da psoríase em placas.

Em circunstâncias normais, o ciclo de vida de uma célula da pele média para alguém que é totalmente saudável é de cerca de 28 dias, mas acredita-se que em pessoas com psoríase, seu sistema imunológico está criando muitas células. Além disso, porque estas células estão sendo produzidas tão rapidamente, elas amadurecem em apenas três a seis dias antes de se moverem para a superfície da pele.

Consequentemente, porque estas células não estão morrendo rápido o suficiente, elas se acumulam na superfície da pele, camada sobre camada, e assim formam placas psoriásicas.

Graças a esta investigação, temos agora o que se acredita ser uma ideia razoavelmente precisa do que causa a psoríase.

O que não sabemos, no entanto, é exactamente porque é que alguns indivíduos sofrem de psoríase e outros não.

Por outro lado, existem alguns factores geralmente aceites que tornam alguns indivíduos mais propensos à psoríase do que outros.

> ***Porque é que as pessoas têm psoríase?***

A investigação indica que cerca de 30%

das pessoas que desenvolvem psoríase têm um historial familiar da doença, mas também é verdade que muitos pais que sofrem de psoríase terão filhos que não têm problemas próprios. Por outro lado, haverá pessoas que desenvolvem psoríase que não têm um historial familiar da doença, pelo que sugerir que a psoríase é hereditária pode ser um pouco enganador.

No entanto, é verdade que os investigadores estabeleceram que existem certas combinações genéticas e/ou mutações que parecem predispor qualquer pessoa que as tenha à psoríase.

Actualmente, os investigadores acreditam que existem nove mutações genéticas diferentes que podem desempenhar um papel na predisposição de certas pessoas para a psoríase. No entanto, existe uma mutação específica do cromossoma 6, conhecida como PSORS-1 (para a susceptibilidade à psoríase 1), que parece ser a mutação específica que desempenha o papel mais importante na decisão sobre quem é susceptível de ter psoríase e quem não tem.

De acordo com um estudo publicado no American Journal of Human Genetics em 2006, a investigação estabeleceu que o papel desta mutação genética específica foi observado em mais de 2.700 doentes com psoríase de cerca de 680 famílias nas quais um ou ambos os progenitores sofriam de psoríase.

Actualmente, a comunidade científica e de investigação concorda que esta mutação específica faz com que as células T se comportem de forma diferente, daí a ligação à psoríase.

Mas é também o facto de esta mutação genética específica não significar necessariamente que um indivíduo está certo da psoríase. Na verdade, o mesmo estudo de James T. Elder, MD, PhD, sugere que para cada indivíduo com o gene PSORS-1 que desenvolve psoríase, haverá outros 10 indivíduos portadores exatamente do mesmo gene que não desenvolvem a doença.

Por outro lado, deve também notar-se que muitas das mesmas mutações que se pensa predispor uma pessoa à psoríase podem também ter uma ligação com outras condições imunomediadas, como a diabetes tipo 1 ou a artrite reumatóide. Por isso, embora algumas pessoas que têm uma mutação genética específica possam ser mais propensas à psoríase, é possível que em vez de terem psoríase, possam ter diabetes ou artrite reumatóide.

De facto, enquanto o risco de desenvolver psoríase aumenta se um ou ambos os progenitores também sofrerem, os riscos de desenvolver outras condições imuno-mediadas, especialmente a doença de Crohn ou diabetes, aumentam na mesma situação.

De tudo isto, pode ser natural assumir que ter alguma história familiar de psoríase provavelmente significa que você vai desenvolver a psoríase por si mesmo, mas em muitos casos, isso simplesmente não acontece.

Portanto, devemos nos perguntar, por que (ou não) isso acontece?

Porque é que as pessoas sofrem de psoríase?

Uma vez que existem algumas pessoas cuja composição genética as predispõe para a psoríase, porque é que nem todas as pessoas com esta composição genética específica sofrem? Alternativamente, porque é que algumas pessoas com exactamente a mesma composição genética "amiga da psoríase" acabam com diabetes tipo 1 em vez de psoríase?

A resposta parece ser que tem de haver algum tipo de estímulo para que o sistema imunitário de uma pessoa com psoríase comece a criar células cutâneas a um ritmo tão acelerado que estas sofram um surto de lesões cutâneas.

Muitas formas diferentes de gatilhos foram relatadas e sugeridas, tais como:

- Abrasões na pele, cortes e outras lesões;
- aumento do stress emocional ou ansiedade
- Tempo frio, húmido ou nublado;
- Strep ou outras infecções, incluindo algo tão básico e simples como uma dor de garganta;
- Queimadura solar.

Além disso, também se acredita que certos medicamentos podem causar psoríase, especialmente naqueles já geneticamente predispostos à doença.

Esta categoria inclui uma grande variedade de medicamentos que variam de medicamentos comuns ou de jardim, remédios caseiros diários, como aspirina a beta-bloqueadores (medicamentos usados para combater a pressão alta e certas doenças cardíacas), medicamentos antimaláricos e lítio.

Os dermatologistas relataram que viram

a psoríase desenvolver-se subitamente em pessoas que não tiveram anteriormente quaisquer problemas de pele ou lesões num período de tempo muito curto depois de iniciar um destes medicamentos ou depois de terem tido (por exemplo) uma dor de garganta ou queimadura solar.

Em essência, embora pareça que as pessoas que já têm uma predisposição genética para a psoríase são mais propensas a desenvolver a doença do que outras que não têm, cada indivíduo parece ser diferente.

Embora quase toda a gente com psoríase tenha visto a sua condição começar devido a algum tipo de gatilho, nem toda a gente se enquadra na mesma categoria.

Para um número relativamente pequeno de pessoas, a psoríase parece aparecer quase do nada, provavelmente porque houve algum estímulo na sua vida (por exemplo, um acontecimento relativamente menor mas stressante nessa altura) que eles esqueceram há muito tempo.

O que desencadeia a psoríase varia e difere de indivíduo para indivíduo. Além disso, mesmo uma combinação de PSORS-1 e um gatilho ou mesmo vários gatilhos não significa necessariamente que a psoríase seja o resultado inevitável.

➢ *O desenvolvimento da psoríase*

Como observação geral, a psoríase desenvolve-se primeiro em pessoas relativamente jovens, frequentemente na adolescência ou no início da idade adulta. No entanto, não é desconhecido que a psoríase se manifesta em crianças muito mais novas, nem é impossível que se desenvolva mais tarde na vida.

E tal como sugerido anteriormente, porque a psoríase é uma doença crónica, é algo que leva consigo para o resto da sua vida.

No entanto, isto não significa por um momento que a psoríase seja uma constante. Na verdade, para a maioria dos pacientes, é uma condição que irá variar em gravidade ao longo de suas vidas, dependendo de fatores de estilo de vida em qualquer momento.

Por exemplo, é muito comum para alguém que tem psoríase para sofrer os surtos mais graves em momentos de maior estresse, enquanto o oposto também é verdade, de modo que sua psoríase visível quase desaparece em momentos em que eles estão mais relaxados.

O mesmo é verdade quando você tem uma infecção que pode desencadear um ataque, enquanto que, por vezes, quando as infecções não são um problema, a gravidade da psoríase é susceptível de diminuir.

Quando compreende a ligação entre o seu sistema imunitário e a prevalência da psoríase, esta noção de ser "atacado" no seu ponto mais baixo faz muito sentido.

Nesse ponto, seu sistema imunológico está mais fraco - quando você está ansioso ou estressado - ou, alternativamente, mais forte, trabalhando horas extras para produzir células T para combater infecções ou curar feridas. Em ambos os casos, o fator crucial é que seu sistema imunológico está desequilibrado e, portanto, sua contagem de células T também está fora de controle, daí a vulnerabilidade a um surto de lesões mais graves.

Qualidade de vida e psoríase

Tal como referido anteriormente, existem cinco tipos diferentes de psoríase, todos os quais variam em gravidade de ligeira a grave. No entanto, independentemente do tipo específico de psoríase que sofre ou do grau de gravidade, é um facto que qualquer pessoa ou todos os que sofrem de psoríase podem descobrir que a sua qualidade de vida é afectada negativamente pela sua doença.

Para muitas pessoas, mesmo as que sofrem de psoríase muito ligeira, ansiedade, stress, solidão, baixa auto-estima e falta de confiança são factores constantes nas suas vidas diárias. Como existe pouca diferença entre a prevalência da psoríase em homens e mulheres, é muito fácil para os doentes de ambos os sexos sentirem que a sua condição os torna pouco atractivos e impopulares.

Uma vez que a maioria das pessoas desenvolve psoríase nos seus adolescentes e início dos 20 anos, é especialmente cruel que a condição tenda a desenvolver-se numa altura em que a maioria das pessoas quer ser mais atractiva para o sexo oposto. Consequentemente, embora seja perfeitamente possível que a condição não seja fisicamente prejudicial de forma alguma, é perfeitamente possível que possa ser extremamente prejudicial de um ponto de vista psicológico.

Isto é confirmado por um estudo que sugeriu que os pensamentos suicidas são três vezes mais comuns em pessoas com psoríase do que num grupo de controlo directamente comparável de pessoas que não sofrem da doença.

Outra reacção emocional extremamente comum que a maioria dos doentes com psoríase irá reconhecer é a vergonha.

Falando sem rodeios, não é simplesmente agradável se você reconhecer que tem uma pele escamosa e que outras pessoas se sentem desconfortáveis ou mesmo repelidas pela sua condição.

Por exemplo, muitos doentes com psoríase também sofrem de psoríase no couro cabeludo, o que significa que a maioria das pessoas provavelmente assume que tem uma caspa extraordinariamente má. Isso é ruim o suficiente na vida cotidiana, mas fica consideravelmente pior se você precisa ir ao cabeleireiro.

E, embora a psoríase não seja contagiosa e, portanto, não seja possível para ninguém "apanhá-la" de uma pessoa que a tenha, o resto do mundo que não sofre de psoríase nem sempre está ciente deste facto. Como resultado, a maioria das pessoas com psoríase relatam situações em que outras pareciam hesitar em apertar as mãos ou fazer contacto pele-a-pele.

Além disso, estudos indicaram que as pessoas que sofrem de psoríase muitas vezes descobrem que a vida se torna cada vez mais frustrante como resultado da sua doença. Isto porque a psoríase limita frequentemente a sua capacidade de fazer as coisas que faziam antes do início da doença, tornando por vezes difícil ou mesmo impossível realizar as tarefas básicas necessárias como parte da sua rotina normal de trabalho.

Como resultado, a Fundação Nacional de Psoríase relatou que as pessoas com psoríase perdem até 56 milhões de horas de trabalho por ano como resultado da sua doença. Além disso, a mesma organização relatou que mais de um quarto das pessoas com psoríase tinha encontrado a necessidade de interromper ou alterar suas atividades diárias normais como resultado da psoríase em um estudo realizado em 2002.

Para além de todos estes factores psicológicos e emocionais, existem, naturalmente, muitas desvantagens físicas em ter psoríase.

A comichão em maior ou menor grau é comum em quase todas as pessoas com psoríase, e a pele rachada e a sangrar é também extremamente comum. Para muitas pessoas com psoríase, a dor é uma constante diária e alguns aspectos de ter a condição, como a psoríase nas unhas, podem ser muito dolorosos.

Tratamentos médicos para a psoríase

Como mencionado acima, não existe actualmente nenhuma cura reconhecida para a psoríase.

No entanto, existem muitas formas diferentes de tratamento que serão mais ou menos eficazes dependendo do tipo específico de psoríase que tem e da gravidade da sua condição. Portanto, não há nenhuma forma de tratamento que seja usada ou recomendada como tratamento médico "abrangente" para a psoríase.

Agora, antes de passar para a fase de tratamento, a primeira coisa que você deve fazer é estabelecer que a condição da pele que você tem é, na verdade, uma forma de psoríase ou outra. Isso não é possível por si só, então você precisará consultar um dermatologista ou outro médico reconhecido para um diagnóstico profissional de sua condição.

Uma vez que a condição de que você foi confirmado como psoríase, é provável que o dermatologista irá recomendar um determinado tipo de tratamento, a seleção, dependendo de uma série de fatores, tais como:

- ✓ O tipo específico de psoríase que lhe foi diagnosticado;
- ✓ A gravidade da condição, muitas vezes medida pela percentagem de pele afetada;
- ✓ A sua idade, historial médico e saúde geral;
- ✓ A localização das lesões psoriásicas e
- ✓ Os efeitos gerais que sua condição parece estar tendo sobre você em termos de seu bem-estar físico e emocional.

Uma vez que as respostas a todas estas

perguntas tenham sido estabelecidas, o seu dermatologista poderá recomendar um tipo particular de tratamento. E mais uma vez, estes métodos de tratamento podem ser divididos em várias categorias diferentes:

✓ Se a sua psoríase for ligeira a moderada, podem ser recomendados tratamentos tópicos, cremes ou loções que possam ser aplicados na área afectada;

✓ Os tratamentos sistemáticos, os tomados por via oral ou injectados podem ser a opção recomendada se a psoríase for mais grave ou se

✓ Em alguns casos, pode ser recomendada a fototerapia (ou seja, o tratamento através da aplicação de luz nas áreas afectadas) ou a terapia laser.

Vamos considerar cada um destes diferentes tipos de tratamento para considerar como eles funcionam, quão eficazes eles podem ser, e se existem perigos ou potenciais efeitos colaterais dos quais você pode precisar estar ciente.

➤ *Tratamentos tópicos para a psoríase*

Existem vários tipos diferentes de tratamentos tópicos para a psoríase, alguns dos quais são potencialmente mais perigosos do que outros. Os principais tratamentos que você pode encontrar ou recomendar para comprar de seu dermatologista ou outro profissional médico são os seguintes.

Anthralin: Anthralin é um substituto sintético para uma substância natural conhecida como crisarobina que foi originalmente extraída da casca da árvore de araroba que é a mais comum na América do Sul.

A substância natural original foi utilizada para tratar a psoríase durante pelo menos 100 anos, e tanto a substância original como o substituto sintético revelaram-se muito eficazes no tratamento das placas normalmente associadas à psoríase vulgar.

Acredita-se que a antalina age sobre as lesões psoriásicas normalizando a taxa de crescimento das células da pele, reduzindo gradualmente o acúmulo de áreas de placas individuais para minimizar a inflamação.

Embora a antralina não seja tão eficaz quanto os esteróides tópicos, ela também não tem os efeitos colaterais conhecidos a longo prazo. No entanto, pode causar irritação na pele, e não é incomum para a anthralina deixar manchas permanentes em quase tudo que toca, incluindo roupas e até mesmo móveis de banheiro.

Creme ou pomada de alcatrão de hulha: Como o nome sugere, o alcatrão de hulha é uma lenhite espessa que é extraída como subproduto da carbonização do carvão. É um produto que tem um odor forte que muitas pessoas acham desagradável ou desagradável, mas também é um dos mais antigos tratamentos conhecidos para a psoríase, e em muitas situações, é muito eficaz no tratamento da psoríase moderada a suave.

Existem muitas preparações diferentes para a psoríase com alcatrão de carvão, algumas das quais podem ser compradas sem receita médica na farmácia local. Estas diferentes formulações são utilizadas para tratar inflamações, descamação e comichão, e podem vir em cremes que são aplicados directamente na área afectada, champô (o alcatrão de carvão é eficaz para a psoríase do couro cabeludo) e mesmo numa solução que é adicionada à água do banho que aparentemente ajuda a atrasar o desenvolvimento de novas lesões.

A principal vantagem do alcatrão de carvão como tratamento para a psoríase é que, uma vez que os materiais de base são baratos e abundantes, o tratamento em si não é normalmente dispendioso. Por outro lado, muitas pessoas acham repugnante o cheiro do alcatrão de carvão e, por causa da coloração escura, tende a manchar tudo o que toca.

Além disso, algumas pessoas com psoríase descobrem que o uso de alcatrão de carvão durante um longo período de tempo pode causar irritação cutânea desagradável, que é a última coisa que alguém com uma coceira natural precisa.

Tazaroteno: O tazaroteno é um derivado artificial da vitamina A que é comumente prescrito para diferentes tipos de condições de pele, incluindo psoríase, queimaduras solares e acne. É geralmente utilizado para tratar a psoríase vulgar ligeira a moderada, embora também tenha sido utilizado para tratar a psoríase nas unhas com algum grau de sucesso.

Tazaroteno geralmente causa irritação da pele local quando aplicado, e é conhecido por ser mais eficaz quando usado em conjunto com corticosteróides tópicos.

Ele funciona normalizando a atividade de produção de células da pele e é conhecido por ser eficaz em áreas mais difíceis de tratar do corpo, como joelhos e cotovelos.

No entanto, além da irritação cutânea conhecida, sabe-se que outros derivados semelhantes da vitamina A têm sido implicados na causa de defeitos congénitos quando tomados sistematicamente. Embora a aplicação tópica de uma substância deste tipo seja muito menos perigosa do que a ingestão sistemática, é verdade que o uso de tazaroteno durante a gravidez pode não ser muito prudente.

Corticosteróides: Os tratamentos tópicos mais potentes e eficazes para a psoríase são sem dúvida os corticosteróides, mas são também o tratamento que acarreta o maior risco de efeitos secundários adversos a longo prazo. No entanto, devido à sua eficácia em reduzir a inflamação e a comichão, ao mesmo tempo que reduzem a taxa de crescimento das células da pele, os corticosteróides são provavelmente o tratamento tópico mais prescrito para a psoríase.

Os tratamentos com corticosteroides apresentam-se em várias concentrações diferentes, desde relativamente leves a extremamente fortes, mas o uso prolongado destas substâncias pode ter efeitos secundários adversos visíveis. Por exemplo, os corticosteroides são reconhecidos por causar afinamento da pele, excesso de pêlos, dilatação dos vasos sanguíneos, e podem levar a infecções que invadem o corpo também (muitas vezes devido à pele diluída).

Além disso, acredita-se que elas podem inibir o crescimento em crianças e que o uso a longo prazo as torna cada vez mais ineficazes, sem prevenir efeitos colaterais adversos.

O resultado final é que o uso de cremes corticosteróides, poções ou loções para tratar a psoríase pode resultar em muito mais problemas do que resolver, e por isso é algo que pretende evitar fazer se possível.

> ### *Tratamentos sistemáticos para a psoríase*

Para a psoríase moderada a ligeira, os tratamentos tópicos são normalmente a primeira solução recomendada por um dermatologista ou médico. No entanto, numa situação em que a condição é considerada mais grave, é provavelmente mais provável que recomendem alguma forma de tratamento de rotina.

Uma vez que os tratamentos de rotina são frequentemente prescritos apenas para a psoríase grave e grave, segue-se que os medicamentos utilizados são consideravelmente mais potentes. Como resultado, os possíveis efeitos colaterais também são muito mais perigosos.

Acitretina: Acitretina é um poderoso derivado da vitamina A (um retinóide) tomado por via oral sob supervisão médica. Este tratamento sistemático tem demonstrado ser eficaz no tratamento da psoríase eritrodérmica e pustulosa e funciona particularmente bem quando usado em combinação com fototerapia.

No entanto, os efeitos secundários podem ser muito desagradáveis ou perigosos, pelo que é absolutamente necessária uma atenção e supervisão médicas constantes. Possíveis efeitos colaterais incluem dores de cabeça graves, aumento dos níveis lipídicos no sangue, perda de cabelo, pele seca ou pegajosa e dor nas articulações.

Ciclosporina: A ciclosporina é uma droga imunossupressora muito potente que é eficaz no tratamento da psoríase em placas graves e da psoríase nas unhas. Apesar de ser um tratamento muito potente e eficaz, é geralmente reservado para os doentes para os quais outras formas de tratamento da psoríase não funcionaram devido à possibilidade de efeitos secundários adversos graves, incluindo danos renais irreparáveis.

Metotrexato: O Metotrexato foi um dos primeiros medicamentos quimioterápicos utilizados no tratamento da psoríase moderada a grave. Embora extremamente eficaz, este é outro tratamento sistemático que necessita de ser cuidadosamente monitorizado devido à possibilidade de lesões hepáticas graves e duradouras.

Como provavelmente já deve ter percebido, todos os tratamentos de rotina da psoríase que são normalmente utilizados para tratar a psoríase moderada a moderada são medicamentos muito potentes. Por conseguinte, não é surpreendente que todos eles tenham efeitos secundários potencialmente graves e só possam ser utilizados sob rigorosa supervisão médica.

Dado o perigo óbvio inerente a tomar tratamentos sistemáticos da psoríase como estes, faz obviamente sentido procurar alternativas naturais sempre que possível.

➢ *Fototerapia e tratamento com laser para a psoríase*

Alguns dos tratamentos já mencionados (por exemplo, acetritina) funcionam ainda mais eficazmente quando combinados com fototerapia, que normalmente é a aplicação de luz ultravioleta ou o uso de um laser.

Quanto ao uso da luz ultravioleta para tratar a psoríase, é possível submeter-se ao tratamento com luz ultravioleta A ou luz ultravioleta B, e embora os dois funcionem de forma muito semelhante, existem algumas diferenças.

Em ambos os casos, a luz ultravioleta é aplicada na área da lesão durante um período de tempo e, em ambos os casos, o tratamento é altamente eficaz. No entanto, no lado negativo, ambas as formas de tratamento UV exigem muitas visitas à clínica ou hospital durante um período de tempo, e também têm o seu lado negativo.

No caso do tratamento UVA, há um risco aumentado de sardas de pele, envelhecimento e até mesmo câncer de pele em um caso em que um paciente tenha sofrido exposição prolongada à luz UVA. Além disso, os efeitos colaterais podem incluir náuseas, dores de cabeça, ardor ou coceira da pele, pigmentação irregular da pele e fadiga geral.

Quando se trata de tratamento UVB, é mais provável que o paciente tenha que se submeter a outros tratamentos, pois embora a fototerapia seja eficaz na eliminação de lesões, ela tende a fazê-lo de forma menos permanente. E, mais uma vez, a exposição prolongada à luz UVB aumenta o risco de cancro da pele.

Por outro lado, a terapia laser é muito mais poderosa do que qualquer um dos tratamentos com luz ultravioleta, mas ao mesmo tempo, também é muito mais direcionada. Esta é uma vantagem de uma forma em que o uso de luz laser para reduzir ou eliminar lesões é extremamente eficaz, mas também significa que apenas uma área relativamente pequena do corpo pode ser tratada a qualquer momento.

Além disso, o tratamento pode, por vezes, ser doloroso, podendo também causar escurecimento irregular da pele e cicatrizes.

Novamente, embora a fototerapia e o tratamento com laser sejam muito eficazes, ambos têm desvantagens significativas. Portanto, você deve considerar as soluções naturais que vou propor nos próximos dois capítulos antes de se submeter a drogas potencialmente prejudiciais ou tratamentos farmacêuticos que podem causar complicações.

No entanto, deve também compreender que podem existir situações em que a sua psoríase não possa ser tratada com métodos totalmente naturais, principalmente porque os tratamentos naturais são quase sempre muito mais suaves e menos invasivos do que os medicamentos de base química mais fortes.

No entanto, a menos que a sua psoríase seja classificada como grave ou grave, faz sentido considerar o uso de formas naturais de tratamento antes de considerar o uso de químicos potentes no seu corpo.

Só depois de experimentar com soluções naturais e descobrir que eles não podem fazer nada por você, você deve se voltar para os medicamentos químicos que o seu médico assistente ou dermatologista certamente irá recomendar.

Os melhores tratamentos naturais

Como a ciência médica ainda não conseguiu encontrar uma cura para a psoríase, deve ser óbvio que a natureza, infelizmente, também não foi capaz de fornecer uma cura completa.

No entanto, existem muitos tratamentos naturais diferentes que você pode provar ser eficaz para diferentes pessoas em diferentes momentos para aliviar, reduzir ou eliminar as placas e lesões que são a indicação externa mais comum da psoríase.

Infelizmente, é quase impossível saber exatamente o que vai ser eficaz para um determinado indivíduo, então, em grande parte, encontrar o que funciona para você é provável que seja um processo de tentativa e erro. Dito isto, há muitas opções que você pode tentar ver se aliviam ou acalmam sua condição, assim que todas as seguintes alternativas são dignas de consideração.

> ### *Acupuntura para a psoríase*

Com base nas práticas médicas da China antiga, a acupunctura é um sistema de tratamento da dor e da doença através da aplicação de agulhas em certas partes do corpo. No entanto, essas agulhas geralmente não são inseridas no corpo no ponto onde a queixa ou problema é mais evidente, porque o pensamento por trás da acupuntura é que o corpo contém uma rede de "estradas" ao longo das quais os sinais de viagem.

Portanto, é mais comum que as agulhas de acupuntura sejam inseridas na "estrada" em um ponto do corpo distante do local da queixa, como forma de desviar sinais para lugares onde devem ir, ou longe de lugares onde não estão.

No entanto, embora a acupunctura tenha sido utilizada durante muitos séculos para tratar uma vasta gama de doenças e condições médicas, nunca foi reconhecida como um tratamento para a psoríase na China, principalmente porque na maioria dos países asiáticos, a psoríase é uma doença extremamente rara (por outro lado, é mais comum na Escandinávia).

No entanto, os profissionais ocidentais de acupuntura acreditam que a acupuntura pode ser um tratamento muito eficaz para a psoríase, embora haja pouca evidência clínica para apoiar essas afirmações e o que é eficaz no tratamento da psoríase de uma pessoa irá variar muito do que funciona melhor para outra pessoa.

Embora possam ser necessárias algumas sessões de acupunctura antes de ver resultados positivos e visíveis, a "vantagem" de tratar uma condição com acupunctura é que não existem efeitos secundários possíveis. Além disso, mesmo se você tem medo de agulhas, existem muitos acupunturistas que agora usam a aplicação de correntes elétricas usando sondas em vez de agulhas que são provavelmente tão eficazes quanto o acupunturista tradicional que usa as agulhas.

> ### *Você é o que você come*

Embora a manchete possa ser um pouco clichê, nunca é menos verdade que todo e qualquer ser humano na face da Terra é composto de tudo o que comeu ou bebeu em sua vida. Portanto, segue-se que assim como a psoríase é uma parte integrante de você, assim é a sua dieta. Portanto, não é absurdo assumir que um tem algum efeito sobre o outro.

Tentar comer uma dieta que ajude a manter a psoríase sob controlo é manter uma dieta equilibrada que contribua para o bem-estar geral, evitando ao mesmo tempo alimentos que possam exacerbar a situação.

Por exemplo, de acordo com a

prestigiada dermatologista Janet Prystowsky, existem muitos estudos que apoiam a ideia de que a psoríase tem tendência a causar certas deficiências nutricionais em pessoas que sofrem dela.

Portanto, qualquer pessoa com psoríase deve concentrar-se em substituir estes nutrientes em falta, adicionando mais proteínas e folato (de vegetais de folhas verdes) à sua dieta. Além disso, beber mais água e ferro não irá necessariamente ajudar a eliminar a psoríase, mas irá melhorar o seu bem-estar geral, o que é importante, porque quanto mais forte estiver, menos provável será que tenha surtos de lesões psoriásicas.

Embora isso provavelmente não seja uma surpresa, muitos estudos têm indicado que uma dieta equilibrada e com baixo teor de gordura pode ajudar a prevenir muitas doenças médicas graves, como derrames, doenças cardíacas e câncer. O que é talvez menos conhecido é que alguns médicos têm notado que a pele dos doentes com psoríase muitas vezes melhora quando seguem uma dieta bem controlada para perder peso, enquanto aqueles que estão ganhando peso provavelmente verá um aumento nos surtos de psoríase.

Novamente, há muito senso comum nisso, porque já estabelecemos que o estresse e a ansiedade podem aumentar os surtos de psoríase, enquanto o oposto também é verdadeiro. Trabalhando na suposição de que alguém que está numa dieta bem controlada para perder peso está a perder peso voluntariamente, segue-se naturalmente que está mais feliz uma vez que está a perder peso, o que pode ter alguma influência na sua condição melhorada.

A Fundação Nacional de Psoríase sugere que receberam muitos relatórios de membros indicando que a eliminação ou pelo menos a redução de certos alimentos na sua dieta levou a melhorias significativas na pele. Os alimentos ou ingredientes a evitar incluem cafeína, álcool, farinha branca, açúcar purificado e todos os produtos que contenham glúten.

Outras dicas para uma dieta que não encoraja o aparecimento de psoríase incluem:

✓ Coma apenas alimentos de fácil digestão e evite alimentos excessivamente picantes;

✓ Não inclua demasiados alimentos salgados, ácidos ou azedos na sua dieta;

✓ Incluir mais frutas e vegetais na dieta é sempre bom para a saúde geral, mas abóbora amarga, legumes cozidos ao vapor e abóbora são pensados para ser particularmente bom para uma dieta "psoríase-friendly";

✓ Evite demasiada gordura animal e ovos;

✓ Incluir abundância de peixes gordos ricos em ácidos gordos ómega 3, ou tomar suplementos de óleo de fígado de bacalhau, lecitina, ou óleo de linhaça.

Outros tratamentos naturais para a psoríase

Aveia: Não é por acaso que existem tantos produtos de cuidado da pele no mercado que usam a aveia como um de seus principais componentes, porque o extrato de aveia tem sido usado por muitos séculos como um agente calmante tópico para controlar e acalmar a pele irritada ou com prurido. Há muitas maneiras de usar a farinha de aveia para aproveitar as suas qualidades calmantes e calmantes:

✓ Beber 1 copo de farinha de aveia seca e 1/4 de copo de leite seco antes de misturar em 2 colheres de sopa de óleo de semente de damasco. Moer lentamente a mistura num misturador de alimentos antes de a colocar num saco de musselina ou, caso contrário, numa meia velha. Deite o saco ou a meia num banho quente e depois esprema suavemente a água do conteúdo do saco para as áreas afectadas da sua pele, uma vez que isto liberta os ingredientes benéficos da mistura para acalmar a sua pele.

✓ Procure por loções corporais e hidratantes que usam aveia ou extrato de aveia como seu principal ingrediente ativo. Aplique o creme hidratante abundantemente de manhã e à noite, concentrando-se especialmente nas áreas afetadas da pele.

✓ Faça uma almofada de aveia enrolando a aveia num saco de pano, embebendo-a em leitelho e aplicando a almofada em qualquer área afectada da sua pele. Isto combina dois materiais (aveia e requeijão) que são ambos acreditados para ter efeitos de cura, então você deve esperar para ver os resultados deste método particular bastante rapidamente.

Aloé: Existem aproximadamente 500 espécies diferentes de aloé atualmente conhecidas, mas a mais comumente usada e mais conhecida é a aloé. A secreção das folhas desta planta em particular tem sido utilizada há muito tempo como tratamento para queimaduras e pequenos danos na pele, mas em 1996, um estudo publicado na revista Tropical Medicine and International Health sugeriu, pela primeira vez, que o aloé vera também pode ser muito eficaz no tratamento da psoríase.

Durante este estudo, realizado durante um período de 16 semanas, foi estabelecido que o uso de um creme contendo aloé vera indicava um clearance significativo de lesões psoriásicas em 25 dos 30 indivíduos do teste, em comparação com apenas 2 indivíduos do grupo controle. Por outro lado, deve dizer-se que um estudo mais recente sugere que o uso de aloé vera comercial pode não ser tão eficaz como sugerido, mas uma vez que não há probabilidade de efeitos secundários adversos da aplicação de aloé vera nas suas placas, é definitivamente algo que vale a pena tentar como um tratamento tópico para a psoríase e artrite psoriásica.

Uma forma alternativa ou adicional de usar aloé vera para ajudar na luta contra a psoríase é beber o sumo da planta. Embora alguns proponentes do aloe vera recomendem o cultivo de suas próprias plantas a partir do qual você pode esperar este suco, eles são notoriamente difíceis de crescer com sucesso, por isso, provavelmente é melhor comprar suco preparado para beber.

Os benefícios de o fazer são generalizados, e muitos deles são directamente aplicáveis a pessoas com psoríase ou artrite psoriásica. Por exemplo, para a pessoa que sofre de artrite, o aloé vera é conhecido por conter

12 substâncias totalmente naturais que foram mostradas para neutralizar a inflamação sem quaisquer efeitos secundários adversos.

Além disso, o sumo de aloé vera contém muitas vitaminas e nutrientes vitais que contribuirão para o seu bem-estar geral, além de que tem a capacidade de ajudar a sua pele a regenerar e a reparar-se o mais rapidamente possível.

Vinagre de maçã para sidra: Mais uma vez, de acordo com a Fundação Nacional de Psoríase, muitos membros individuais relatam que o uso do vinagre de maçã para sidra levou a melhorias significativas na sua psoríase. Estes membros sugerem adicionar vinagre ao seu banho, aplicá-lo directamente nas unhas psoriásicas, e até mesmo aplicá-lo directamente nas áreas afectadas da pele usando bolas ou cotonetes.

Em alternativa, pode tentar atacar a sua psoríase e/ou artrite psoriásica internamente adicionando vinagre de maçã à sua dieta. Enquanto muitas pessoas achariam que beber vinagre de maçã puro é difícil - é muito ácido ou amargo - ele pode ser adicionado à água morna com mel para adoçar a poção antes de beber. Faça isto pelo menos duas vezes por dia, e estará a atacar o seu problema relacionado com a psoríase a partir de dentro da forma mais eficaz possível.

A eficácia do vinagre de maçã para sidra não deve ser particularmente surpreendente, porque o vinagre tem sido utilizado ao longo da história como uma solução curativa, e os benefícios medicinais do vinagre de maçã para sidra são bem conhecidos há muito tempo.

Capsaicina: Derivada da pimenta de Caiena, a capsaicina quando aplicada à pele tem sido demonstrada em alguns estudos para reduzir a vermelhidão, minimizar a descamação e também eliminar a coceira. Pensa-se que isto acontece porque a capsaicina perturba a actividade de uma molécula que afecta a forma como o cérebro reconhece a comichão e a dor conhecida como substância P.

É por esta razão que muitos produtos de alívio da dor artrite over-the-counter contêm capsaicina, e certamente em vários ensaios com diferentes grupos de pessoas que sofrem de psoríase, uma aplicação tópica de 0,025% creme em áreas de pele afetadas definitivamente reduzida descamação, vermelhidão e coceira.

No lado negativo, alguns indivíduos relataram uma sensação de queimadura de curta duração, mas se você estiver disposto a arriscar que isso aconteça com você, então aplicar uma solução de capsaicina muito fraca para suas lesões poderia trazer-lhe muito procurado alívio.

Tea Tree Oil: O óleo da árvore de chá é extraído da árvore de Melaleuca

Alternifolia, que é nativa da Austrália, e tem sido usado em cirurgia e odontologia por quase 100 anos. O óleo de árvore de chá é amplamente conhecido por suas qualidades anti-sépticas e antibacterianas, e tem sido tradicionalmente usado para dores de cabeça, dores de dente, resfriados, reumatismos, dores musculares e condições de pele.

Entretanto, seria muito unwise tratar o toothache com óleo da árvore do chá porque é tóxico se ingerido. Além disso, não foi estabelecido em que nível ou concentração de óleo de árvore de chá é mais eficaz, por isso, se você decidir usá-lo, você deve fazê-lo com algum grau de cautela.

O óleo de árvore de chá não é apenas desinfetante e calmante, ele também tem a capacidade de penetrar profundamente sob a pele, bem abaixo do nível epidérmico superior. Isto é especialmente importante para uma pessoa com psoríase, porque significa que as qualidades antifúngicas, desinfectantes e cicatrizantes do óleo penetram profundamente na pele, ajudando a regular a produção de placas psoriásicas nas fases iniciais.

Embora seja extremamente improvável que você sofra qualquer dano real do óleo da árvore do chá, você deve desistir de usá-lo se você sentir qualquer desconforto em sua pele.

Cardo de leite: Foi demonstrado que o cardo de ***leite*** inibe a produção de células T, por isso, embora não tenham sido feitos testes específicos sobre a eficácia do cardo de leite como tratamento para a psoríase, o facto de poder parar o crescimento das células que o causam sugere que vale a pena tentar. Você pode comprar produtos de cardo de leite na loja de saúde ou farmácia em forma líquida ou de comprimido, e não há efeitos colaterais adversos que não sejam distúrbios gastrointestinais menores quando você começar a tomar o suplemento pela primeira vez.

Óleo de orégãos: O orégãos é uma especiaria comumente usada na culinária que tem qualidades antibacterianas e antifúngicas que podem ser úteis para manter afastadas algumas das infecções que podem estar associadas à psoríase. Os orégãos podem ser ingeridos com segurança em quase todas as formas e muitas pessoas relatam que tomar uma "dose" diária de orégãos ajudou significativamente a manter a sua psoríase sob controlo.

Cúrcuma: Açafrão da Índia é um ingrediente popular no caril indiano, e embora possa comprar esta especiaria de volta como um suplemento alimentar, é mais fácil e muito mais barato misturar a especiaria na sua refeição (não é necessária mais do que uma colher de chá). O açafrão-da-terra tem sido mostrado para ajudar a reduzir a inflamação em todas as partes do corpo, incluindo a pele, bem como aliviar a dor e inchaço associados com a artrite.

Cartilagem de Tubarão: Estudos realizados nos últimos anos indicam que o extracto de cartilagem de tubarão pode ajudar a retardar a formação de novas células sanguíneas e cutâneas, que se acredita terem um papel importante no desenvolvimento e crescimento das lesões psoriásicas. Também se acredita que a cartilagem de tubarão tem qualidades anti-inflamatórias altamente eficazes.

Uma forma particular de cartilagem de tubarão AE-941 (conhecida pela marca Neovastat) tem mostrado grande promessa como um tratamento para a psoríase, mas ainda não é amplamente aprovado para uso geral, porque os efeitos a longo prazo do seu uso são desconhecidos e, a curto prazo, tem sido observado para causar náuseas e vômitos.

Artrite psoriásica

Outra complicação sofrida por até 30% das pessoas com psoríase é uma condição conhecida como artrite psoriásica.

Independentemente do tipo específico de psoríase que tenha ou do grau de gravidade da condição, ainda é possível desenvolver artrite psoriásica, que é uma condição vitalícia que causa dor e rigidez na articulação, acompanhada por uma deterioração gradual.

Os sinais de que pode estar a desenvolver artrite psoriásica são:

✓ Lesões cutâneas psoriásicas vermelhas e inflamadas à volta da área da articulação;

✓ Dor e inchaço nas articulações que é pior de manhã ou após um período de descanso;

✓ irregularidades nas unhas das mãos e dos pés, tais como unhas que começam a cair das camas de unhas, picadas, descoloração laranja ou amarela, ou padrões de cristas invulgares

A artrite psoriásica é mais frequentemente vista nas articulações dos dedos das mãos e dos pés, mas outras articulações ósseas críticas, como joelhos, cotovelos, tornozelos e pescoço também podem ser afetadas em alguns indivíduos. Não importa quais articulações são afetadas, a área ao redor da articulação é quase sempre rígida e dolorosa, e muitas vezes tende a ter uma cor mais escura. Você também pode notar que a área afetada parece mais quente ao toque do que as áreas ao redor não afetadas.

A artrite psoriásica pode variar em gravidade e sintomas de pessoa para pessoa. Por exemplo, enquanto algumas pessoas sofrem de artrite psoriásica "completamente", outras sofrem apenas de ligeira rigidez articular.

Além disso, apesar do nome da condição, não só as pessoas que já têm psoríase desenvolvem artrite psoriásica.

No entanto, cerca de 70% das pessoas que desenvolvem a doença já têm psoríase. Nesta situação, estudos indicam que, na maioria das pessoas, a artrite vai começar cerca de 10 anos depois de sofrer de psoríase, embora tenham sido relatados casos em que a artrite começa dentro de meses do diagnóstico inicial de psoríase.

Como orientação geral, a maioria das pessoas com artrite psoriásica verá provavelmente os primeiros sinais da condição entre os 30 e os 50 anos de idade.

Como acontece com todas as formas de artrite, a artrite psoriásica pode ser uma condição debilitante e paralisante, mas infelizmente, é extremamente fácil confundir os primeiros sinais de aviso da condição com dezenas de outras possibilidades. Por exemplo, é geralmente reconhecido que os sinais de aviso antecipado comuns incluem dor lateral no cotovelo (geralmente conhecida como "cotovelo de tênis") ou dor nas mãos ou pés.

Obviamente, é extremamente fácil concluir que tais coisas podem acontecer a qualquer pessoa por qualquer razão e simplesmente ignorá-las, especialmente se não houver placas reconhecíveis visíveis ou evidentes. Da mesma forma, a dor no ombro, pescoço ou na parte superior das costas pode ser os primeiros sinais de artrite psoriásica, mas, novamente, esses sinais de aviso seriam extremamente fáceis de confundir e, como resultado, "apenas uma dessas coisas" poderia ser ignorada.

No entanto, uma vez que a artrite psoriásica começa a aparecer, cerca de 9 em cada 10 pessoas que sofrem começarão a ver a doença manifestar-se através das unhas das mãos e dos pés. Neste caso, a pessoa afetada pode começar a ver que suas unhas começam a se afastar da cama do prego ou que as marcas de mordida e descoloração se tornam evidentes.

Logo que estas alterações fisiológicas ocorram, é muito importante que qualquer pessoa que sofra de psoríase consulte o seu médico imediatamente, uma vez que é possível parar a deterioração das articulações com um tratamento adequado.

E, claro, existem tratamentos naturais que você pode usar para compensar os piores efeitos da artrite psoriásica, mas vamos voltar a eles um pouco mais tarde.

Pode não ser surpreendente que a artrite psoriásica e os seus efeitos variem em gravidade de indivíduo para indivíduo. No entanto, os efeitos da artrite psoriásica podem ser extremamente graves.

Por exemplo, de acordo com estatísticas

da Fundação Nacional de Psoríase, aproximadamente uma em cada cinco pessoas com artrite psoriásica tem danos em cinco ou mais articulações do seu corpo, o que significa que a sua qualidade de vida e a sua capacidade de realizar as tarefas básicas da vida diária estão gravemente afectadas.

E depois, é claro, há pessoas no extremo oposto do espectro que sofrem apenas uma ligeira rigidez nas articulações. No entanto, mesmo para estas pessoas, é preciso aceitar que a condição pode sempre piorar.

➢ *Causas da artrite psoriásica*

Mesmo em pessoas que sofrem de artrite psoriásica e que não sofriam anteriormente de psoríase, é geralmente aceite que a principal causa da artrite psoriásica é notavelmente semelhante à da psoríase.

Por exemplo, parece provável que a artrite psoriásica seja causada por um defeito no sistema imunitário do paciente. Além disso, parece provável que as pessoas com artrite psoriásica estejam muitas vezes geneticamente predispostas a fazê-lo e necessitem de algum tipo de estímulo psicológico, emocional ou físico para desencadear o aparecimento da artrite exactamente da mesma forma que com a psoríase.

> ### Quem pode sofrer de artrite psoriásica?

Nos EUA acredita-se que há cerca de um milhão de pessoas que sofrem de artrite psoriásica, e a maioria das pessoas que sofreram com isso antes, particularmente psoríase pustulosa.

Mais comumente, o efeito da artrite psoriásica é sentido por pessoas que já sofrem de psoríase e que têm entre 30 e 50 anos de idade. No entanto, não é desconhecido que mesmo as crianças pequenas desenvolvem artrite psoriásica.

As raparigas entre os 2 e os 4 anos de

idade sofrem de artrite psoriásica, e a melhor altura para a doença se desenvolver em rapazes entre os 11 e os 12 anos de idade é tanto para rapazes como para raparigas. A coisa mais preocupante é que ainda se sabe que a artrite começa mesmo antes da psoríase ter aparecido, embora porque é extremamente rara, isso não seria necessariamente algo que a maioria dos pais sem uma história familiar de psoríase deve estar muito preocupado.

➤ *Diagnóstico e reconhecimento dos sintomas da artrite psoriásica*

O objectivo número um para qualquer pessoa que suspeite que possa ser susceptível à artrite psoriásica é saber como reconhecer o aparecimento da doença o mais cedo possível.

Naturalmente, a condição não é chamada artrite psoriásica em vão. A maioria das pessoas que sofrem são aquelas que sofreram psoríase anteriormente, de modo que seria a primeira pista de que eles são suscetíveis à doença.

Em segundo lugar, qualquer dor inexplicável, particularmente em torno das articulações, pode estar dando-lhe uma pista de que a artrite psoriásica é um "alvo" para você. A maioria das pessoas doentes está dentro de uma determinada faixa etária (30-50), então é aqui que você está?

É importante compreender que uma vez que a artrite psoriásica começa a aparecer, a deterioração das articulações e o correspondente aumento da dor podem começar a acelerar muito rapidamente, por isso deve fazer algo para parar esta aceleração.

Como a maioria das pessoas que encontraram alguém que sofre de artrite provavelmente entender, não é uma condição particularmente difícil de reconhecer, mas não é fácil reconhecer a diferença entre os diferentes tipos de artrite se você não está medicamente qualificado. Afinal, quantas pessoas não qualificadas poderiam dizer a diferença entre alguém com artrite reumatóide ou artrite psoriásica?

A linha inferior é que, se você não fizer nada sobre a artrite psoriásica, é perfeitamente viável que você vai acabar sendo capaz de fazer nada sobre isso por causa de sua condição. Portanto, é imperativo que se você tem alguma razão para suspeitar que você pode ter um problema, consulte um dermatologista ou outro profissional médico reconhecido o mais rapidamente possível.

Tratamentos médicos para a artrite psoriásica

Os objectivos do tratamento da artrite psoriásica podem ser divididos em três categorias diferentes. Estes são os únicos:

✓ Para controlar os sintomas primeiro;

✓ Além de inibir e controlar os danos e deformidades nas articulações, e finalmente

✓ Para prevenir a deficiência.

No entanto, cada pessoa com artrite psoriásica é diferente e, portanto, não existe um único tratamento médico que resolva os problemas de todos. Para esta razão, há muitas formulações específicas diferentes dos medications diferentes usados tratar povos com arthritis psoriatic, mas a maioria destes medications caem sob uma de duas categorias.

Portanto, em vez de lidar com cada droga individual, faz mais sentido examinar as duas classes diferentes de drogas para explicar por que elas funcionam e os possíveis efeitos colaterais adversos de cada uma.

Medicamentos anti-inflamatórios não esteróides (AINEs): Os AINEs são medicamentos que ajudam a aliviar a dor, aliviar a rigidez das articulações e reduzir o inchaço frequentemente associado a qualquer forma de artrite. Estes medications particulares são usados muito geralmente por aqueles que sofrem do arthritis non-psoriatic, e podem incluir medications home tão comuns quanto a aspirina e o ibuprofen.

Obviamente, os possíveis efeitos secundários da AINEs que está a tomar variam de medicamento para medicamento, mas podem incluir náuseas, dores de cabeça, vómitos, diarreia, falta de apetite e tonturas. Eles também podem estimular a retenção de água, que por sua vez pode promover edema e, no pior dos casos, pode causar insuficiência renal ou hepática, úlceras e sangramento interno prolongado, especialmente após a cirurgia.

Medicamentos anti-reumáticos modificadores da doença (DMARDs): O uso de DMARDs é geralmente considerado uma forma menos eficaz de tratar a artrite psoriásica porque, embora atrasem o desenvolvimento da condição, raramente a param ou a invertem completamente. Além disso, uma vez que, em muitos casos, são necessários seis a oito meses para que o medicamento em questão tenha efeitos positivos, também são geralmente considerados drogas de acção lenta.

Embora não se compreenda bem como funcionam os DMARDs, é geralmente aceite que estes produzem um abrandamento na progressão da artrite psoriásica, abrandando ou modificando as actividades do sistema imunitário do doente.

No entanto, mais uma vez, dependendo do tipo de medicamento que lhe for prescrito, tem de estar ciente de que existe a possibilidade de efeitos secundários desagradáveis e perigosos.

Estes incluem dor de estômago, diarreia ou prisão de ventre, náuseas, vómitos, dor de cabeça e possivelmente uma erupção cutânea violenta. Além disso, existem efeitos colaterais potencialmente mais perigosos, como aumento da pressão arterial, diminuição da contagem de leucócitos (o que pode explicar parcialmente por que eles são eficazes no tratamento de uma condição relacionada à psoríase), perda de cabelo e aumento da susceptibilidade à infecção.

Tal como acontece com a própria psoríase, não pode deixar de concluir que, em alguns casos, os tratamentos que o seu dermatologista ou assistente médico pode recomendar podem, em alguns casos, ser tão maus como se não fossem piores do que a condição médica para a qual foram prescritos.

Tratamentos naturais para artrite reumatóide

Talvez não seja muito surpreendente que muitos dos tratamentos naturais que pode usar para a psoríase também possam ser eficazes para ajudar a lidar com o inchaço, rigidez e dores nas articulações associadas à artrite psoriásica.

Por exemplo, sabe-se que o óleo da árvore do chá aplicado topicamente alivia a dor muscular e articular, ao adicionar o turmeric aos alimentos ou tomá-lo como um suplemento dietético pode ajudar a aliviar a inflamação e a dor associadas com qualquer forma de artrite.

No entanto, porque a psoríase e a artrite psoriásica são duas doenças muito diferentes, existem muitos outros tratamentos naturais que merecem a sua consideração se sofrer de artrite psoriásica que pode não ser tão aplicável no caso da psoríase.

Condroitina e Glucosamina:

Condroitina e glucosamina são soluções naturais de sulfato que você pode usar para reduzir a dor e retardar a progressão da osteoartrite, que é a deterioração da cartilagem entre as articulações de seus ossos. Ambas as substâncias são encontradas naturalmente no corpo, e acredita-se que a condroitina melhora a retenção de água, que por sua vez mantém a elasticidade da cartilagem entre os ossos, enquanto a glucosamina promove a reparação e produção de cartilagem.

A Fundação Nacional de Psoríase sugere que existem muito poucos efeitos secundários com qualquer uma destas substâncias e que a sua história de segurança a longo prazo está bem estabelecida. No entanto, as mulheres que estão grávidas ou a tentar engravidar não devem tomá-los, e a glucosamina é susceptível de aumentar os níveis de açúcar no sangue, por isso não é recomendado para diabéticos.

Ambos podem ser encontrados em forma de comprimido em lojas de saúde, assim como todos os seguintes suplementos.

S-Adenosil Metionina (SAM-e): A SAM-e é uma versão sintética de um produto químico fabricado naturalmente por todos os animais. Ajuda a produzir e regular hormônios e neurotransmissores que, por sua vez, regulam o humor e as emoções.

Mais importante para quem sofre de artrite psoriásica, a SAM-e participa no fabrico do glutatião que o fígado utiliza como parte do processo de eliminação de toxinas do corpo (toxinas que podem exacerbar a psoríase e a artrite psoriásica), ajudando a reconstruir a cartilagem, o que reduz novamente a dor e a incidência da osteoartrite.

Metilsulfonilmetano (MSM): O MSM, por vezes referido como dimetilsulfona, é um produto químico natural encontrado em frutos, plantas e grãos que, infelizmente, é destruído pelo organismo durante a digestão dos alimentos.

Para reparar e manter saudáveis as funções das articulações e do tecido conjuntivo, o organismo necessita de enxofre. Consequentemente, o MSM é capaz de ajudar as pessoas com artrite psoriásica porque é um sulfato natural que suplementa os níveis frequentemente demasiado baixos de sulfato que a maioria das pessoas tem. O MSM também tem sido relatado como tendo qualidades para aliviar a dor e a capacidade de reduzir a inflamação, mas há pouca evidência estabelecida sobre a razão pela qual isso deve ser assim.

Deve também notar-se que existem poucos dados científicos sobre os benefícios a longo prazo ou os efeitos secundários da utilização de CSM, pelo que esta deve ser utilizada com algum cuidado.

> ## Ervas para o tratamento da artrite psoriásica

Urtigas: As urtigas são encontradas em quase todo o lado, mas são um verdadeiro suplemento alimentar da natureza. Incluir urtigas na sua dieta pode ajudar a reduzir a pressão arterial elevada, minimizar os piores efeitos do eczema, e aliviar a dor e inchaço associados com o reumatismo.

Açafrão: O açafrão é uma fonte natural de ácido clorídrico fraco que ajuda a remover o ácido úrico do corpo, o que é benéfico porque é o ácido úrico que liga o cálcio extra depositado nas articulações ósseas com o próprio osso. Também ajuda a reduzir a acumulação de ácido láctico.

Extrato de mandioca: Em testes realizados nos últimos dois anos, foi sugerido que a inclusão do extrato de mandioca em sua dieta ajudou muitas pessoas com artrite a reduzir a gravidade de sua condição. Embora os suplementos de extrato de mandioca já possam ser encontrados em lojas de alimentos saudáveis, os testes ainda estão em andamento. No entanto, até agora, os resultados parecem extremamente encorajadores para quem sofre de qualquer forma de artrite ou reumatismo.

Bogbean: Bogbean é um remédio antigo que demonstrou ter importantes qualidades anti-inflamatórias e tónicas, tornando-o um tratamento ideal para uma condição artrítica.

Conclusão

Tal como salientado ao longo deste livro, embora existam muitos tratamentos químicos baseados em medicamentos disponíveis para a psoríase e a artrite psoriásica, existe também uma vasta gama e um grande número de tratamentos naturais para estas duas doenças.

E como acontece com quase todas as condições médicas, porque a maioria dos tratamentos naturais têm poucos (se houver) efeitos colaterais adversos, sempre faz sentido considerar o uso de um método de tratamento natural antes de usar soluções baseadas em drogas químicas que podem tratar a condição, mas causar outros problemas no processo de fazer isso.

Para quem sofre de psoríase, é um fato

infeliz que não há cura conhecida para a doença hoje. No entanto, como você deve entender até agora, há uma abundância de tratamentos naturais que você pode usar para lidar com a sua psoríase ou, na verdade, com a artrite psoriásica que pode reduzir ou mesmo eliminar os piores efeitos da condição.

Claro, você não deve ignorar totalmente os conselhos ou recomendações médicas, especialmente se a sua psoríase ou artrite psoriásica é particularmente grave. Em algumas circunstâncias, não há dúvida de que a intervenção médica é susceptível de ser necessária para gerir os piores casos de psoríase e artrite psoriásica, e se este for o seu caso, você pode precisar considerar aconselhamento médico.

No entanto, em muitos casos, os fármacos baseados em medicamentos que podem ser utilizados tópica ou sistematicamente serão automaticamente recomendados pelo seu conselheiro médico, independentemente da gravidade da sua artrite psoriásica causada pela psoríase. Em tais circunstâncias, as soluções naturais podem fornecer exatamente a mesma quantidade de alívio que os produtos farmacêuticos. Portanto, uma vez que você sabe que a psoríase ou artrite psoriásica é o seu problema, certamente faz sentido tentar soluções naturais antes de voltar aos medicamentos.

A psoríase é uma condição que pode ser uma praga na sua vida, mas não tem de ser. Igualmente importante, é uma condição que pode ser tratada de forma totalmente natural.

Armado com as informações que você leu neste livro, agora é a hora de começar a tratar a psoríase de uma forma completamente natural.

Agora sim, desejo-lhe o melhor em seus resultados, e lembre-se, tudo é prático; teoria sem ação não tem utilidade para você.

Um grande abraço, o teu amigo Jessy!

By the way, quando você conseguir seus resultados pouco a pouco, eu recomendo-o altamente, se você quiser aprender como fazer uma desintoxicação natural completa, meu livro, em "COMO FAZER UMA DEINTOXIZAÇÃO NATURAL COMPLETO", é um livro que eu sou certo que o ajudará muito em sua maneira à "saúde boa".

Sem mais delongas, você pode encontrá-lo no motor de busca da Amazônia, como: "Como fazer uma desintoxicação natural completa" ou procurando pelo meu nome, como: "Jessy M. Brown"... Mais uma vez, desejo-lhe sucesso nos seus resultados!